99 Affirmations

Ultra-Puissantes pour

Guérir

Activez Vos Pouvoirs De Guérison, Redevenez Sain et Parfait

Frank Costa

Table des matières

...

Je renais maintenant à une nouvelle vie de santé, de joie et d'amour

Je remercie la maladie de ce qu'elle m'enseigne et je la laisse maintenant me quitter

Toute douleur disparaît à présent et une paix profonde m'envahit

...

Introduction à la série

« Les seules limites sont celles que l'on s'impose »

Tout d'abord, je veux vous remercier et vous féliciter pour avoir téléchargé ce livre. Par cet acte en apparence si simple, vous démontrez à l'Univers que vous êtes prêt à agir pour devenir l'acteur et l'artisan de votre réalité, que vous avez décidé de faire ce qu'il fallait pour être plus heureux et plus épanoui.

Mais comment faire pour transformer ce premier pas en outil de changement puissant ? En utilisant un outil tout simple, gratuit, toujours disponible, qui ne demande que quelques instants chaque jour et qui ne nécessite aucun apprentissage : les affirmations.

Grâce à celles-ci, à la puissance du Verbe (qu'il soit prononcé verbalement ou intérieurement) vous reprendrez le contrôle de votre vie, un contrôle total si vous le souhaitez. Et pour cela, nul besoin d'attendre ou de suivre une formation : vous pouvez commencer aujourd'hui, et même maintenant !

On pourrait définir une affirmation comme une déclaration positive d'un fait ou d'un état comme s'il était déjà manifesté, formulée énergiquement et avec confiance. En réalité, vous le faites déjà tout ou long de la journée, souvent inconsciemment. Tout ce que vous pensez, tout ce que vous dites est une affirmation, une déclaration positive ou négative. Dès lors, il faut choisir avec soin ce sur quoi vous voulez vous focaliser, car cela tendra à se manifester ou se maintenir en l'état.

Les affirmations fonctionnent pour absolument tout, que ce soit pour améliorer vos conditions de vie, votre santé, trouver le travail de vos rêves, attirer la richesse... ou pour améliorer votre vie intérieure, progresser, rencontrer l'amour, vivre dans la joie, être respecté, vous défaire d'une habitude néfaste...

Quand vous constaterez les premiers résultats, qui arrivent parfois très vite, vous progresserez encore plus rapidement, car vous *saurez* que cela fonctionne. Débarrassé du doute et de la peur, vous reprendrez confiance en votre pouvoir créateur naturel et cela accélérera la manifestation de vos affirmations.

Les affirmations sont connues depuis les temps les plus reculés et sont utilisées avec succès par tout ce que le monde compte de champions, de grands sportifs, d'hommes d'affaires ayant réussi, de stars du cinéma ou de la chanson, de scientifiques brillants...

Comme eux, vous aussi pouvez apprendre à débloquer votre pouvoir et votre potentiel pour atteindre tous vos objectifs et relever tous les défis de la vie, qui sont là pour vous faire grandir en vous poussant à vous dépasser.

Pour utiliser efficacement les affirmations, vous n'avez qu'une chose à faire : vous en servir au quotidien, le plus souvent possible, avec foi et confiance. Si ces deux derniers éléments sont absents au départ, ou vous quittent par moment, ne vous inquiétez pas et continuez à travailler sur votre réalité à l'aide de vos affirmations. Au bout de quelques temps, des signes commenceront à apparaître qui vous indiqueront que vous êtes sur la voie de la transformation, et cela vous redonnera confiance.

Bien sûr, si vous affirmez une phrase telle que « *L'argent vient à moi facilement chaque jour* » et que votre réalité actuelle ne vous permet même pas de payer vos factures, vous allez en être conscient. Le but des affirmations n'est pas de vous mentir à vous-même ou de vous masquer la réalité des choses.

Le but est tout simplement de transformer la réalité actuelle en utilisant le pouvoir du Verbe. Donc, au bout d'un certain temps, les affirmations commencent à transformer votre paysage intérieur. **Tout commence toujours à l'intérieur, pour se manifester à l'extérieur.** On peut également dire, en renversant cette proposition que **tout ce que vous voyez se manifester dans votre vie est le**

reflet de votre paysage intérieur. C'est la même chose. Le monde est un miroir.

Par conséquent, en affirmant la richesse là où se trouve la pauvreté, la santé là où se manifeste la maladie, la joie là où il y a la tristesse, vous décidez d'effacer une illusion pour la remplacer par une qualité d'essence divine. En persévérant dans cette voie, en maintenant une nouvelle vision, l'Univers n'a pas d'autre choix que de modeler votre réalité sur votre paysage intérieur, car les deux sont indissociables.

Quand votre réalité commence à changer, vous devez continuer à faire votre part et à travailler avec l'Univers. Bien qu'il soit possible que des choses semblent se manifester « comme par magie » dans votre vie et que ce qu'on nomme « la chance » vous accorde ses faveurs, vous aurez en général à concrétiser des opportunités et à saisir les occasions quand celles-ci se présenteront.

Comme vous dégagerez des vibrations positives, vous commencerez à attirer sur votre chemin les personnes et les situations qui vous permettront d'avancer en direction de votre but. Et comme vous saurez pourquoi ces personnes et ces situations se manifestent, que vous saurez que c'est la réponse de l'Univers à votre requête, vous aurez la confiance et la motivation nécessaires pour agir. Vous n'hésiterez pas, que ce soit pour accepter un nouveau poste, prendre des responsabilités ou procéder à des changements radicaux dans votre vie. Vous vous sentirez maître de votre destin et vous libérerez de la peur paralysante et des doutes sclérosants.

Les affirmations contenues dans ce livre sont suffisamment nombreuses et variées pour que vous trouviez celles qui vous correspondent. Elles sont là pour être utilisées, alors servez-vous en !
Explorez-les sans limites. Si certaines d'entre elles entrent en résonance avec vous au départ mais qu'au fil du temps elles vous touchent moins, sentez-vous libre d'en changer. Vous pouvez même écrire les vôtres ! L'important est qu'en les utilisant, vous

sentiez qu'elles vous transforment d'une manière positive et qu'elles vous donnent une énergie nouvelle. En travaillant de cette façon, des miracles se produiront dans votre vie.

Comme pour leur choix, ne vous limitez pas quant à leur utilisation. Vous pouvez utiliser les affirmations tout le temps et partout, en toutes circonstances. Elles peuvent aussi bien vous être d'un grand réconfort dans les épreuves et les situations compliquées que quand tout va bien. Ne cessez jamais de les utiliser.

Si vous êtes dans une phase négative, elles ont le pouvoir de transformer rapidement la situation de la meilleure manière possible. Si vous êtes dans un cycle positif, elles contribueront à le maintenir et l'embellir encore.
Au-delà de la résolution de problèmes et de l'atteinte d'objectifs, travailler quotidiennement avec les affirmations vous reconnecte avec l'énergie divine, ou l'énergie universelle si vous préférez ce terme. Peu importe que vous ayez une croyance ou non.

Faites exactement ce qu'il faut faire, suivez la méthode que je vais détailler pour vous dans un instant, et vous obtiendrez des résultats qui dépasseront toutes vos espérances.

Vous êtes ici pour être heureux, sains, ne manquant de rien et vous réalisant à travers l'activité qui vous correspond et qui sera utile pour le plus grand nombre. Vous êtes unique et vous avez quelque chose d'unique à offrir au monde. En utilisant les affirmations, vous serez naturellement amené à vous accomplir.

L'utilisation des affirmations est comme un raccourci, une voie express vers la manifestation de ce que vous voulez dans votre vie. Si vous ressassez toujours vos problèmes, que vous vous plaignez de ce qui vous fait souffrir, vous affirmez une réalité et empêchez tout changement de fond. Peu importe que vous ayez raison ou tort, ou que votre problème soit « réel » et vous paraisse insurmontable. Si vous voulez vraiment vous en débarrasser et renaître à une vie nouvelle, vous n'avez pas de temps à perdre à ruminer des idées et des sentiments négatifs, que ce soit envers vous ou envers d'autres personnes, la société, Dieu, la météo ou que sais-je encore.

Au lieu de cela, dites adieu à votre ancien monde et accueillez **dès aujourd'hui et sans réserve** celui que *vous* aurez choisi. Cela est si simple que vous vous demanderez très bientôt comment vous avez pu abdiquer votre pouvoir créateur pour nourrir les faux maîtres que sont vos propres pensées et sentiments négatifs, pures illusions sur lesquelles vous avez toujours eu prise.

La Méthode

Vous savez maintenant ce que sont les affirmations et ce qu'elles peuvent faire pour vous. Il est temps à présent de vous en servir.

Voici la méthode simple en trois étapes pour obtenir des résultats rapides :

1. **Choisissez** entre trois et sept affirmations parmi celles qui suivent + créez la vôtre.
2. **Répétez** ces affirmations tranquillement le matin au réveil et le soir avant de vous coucher + le plus souvent possible au cours de la journée.
3. **Écrivez**-les sur un cahier dédié chaque jour, au minimum une fois, dans l'idéal entre 10 et 25 fois chacune.

Combien de temps devez-vous pratiquer cela ? Jusqu'à ce que vous ayez atteint les résultats attendus. Cela peut être très rapide ou un peu plus long. Il s'agit d'implanter une nouvelle vision des choses, de nouvelles croyances et de nouveaux sentiments dans votre subconscient. Dès l'instant où cela est fait, les changements suivent automatiquement.

Un minimum de 21 jours est recommandé dans tous les cas. Une « cure » d'affirmations sur un sujet donné de 90 jours transformera votre vie dans le sens que vous souhaitez et même au-delà.

Une fois votre but atteint dans un domaine, vous pouvez vous consacrer à un autre domaine et ainsi de suite. Vous êtes redevenus maître de votre vie. Repoussez les limites. Amusez-vous à créer votre réalité avec des objectifs de plus en plus grand.

Et rappelez-vous que les seules limites que nous rencontrons sont celles que nous nous imposons.

Note sur les affirmations

Bien que la plupart des affirmations qui suivent soient formulées au présent et de manière positive, certaines échappent à cette règle. En effet, comme toute règle, celle-ci n'est pas absolue et chez certaines personnes, le fait de désigner un mal ou d'indiquer ce que l'on souhaite pour le futur peut générer un puissant sentiment de bien-être et de sécurité, sentiments contribuant à accélérer la manifestation. Si tel est votre cas, n'hésitez pas à inclure une ou deux affirmations de ce type dans votre sélection.

D'autre part, certaines affirmations sont très proches l'une de l'autre et peuvent *sembler* quelque peu répétitives. Toutefois, tout comme en musique, les nuances sont importantes et chaque terme a une vibration qui lui est propre, chaque tournure de phrases fera résonner différemment en vous les mots qu'elle contient.

Essayez de trouver les affirmations qui suscitent chez vous le plus d'émotions positives. Ce sont celles avec lesquelles vous obtiendrez les meilleurs résultats, dans les délais les plus courts.

Affirmations

Je peux faire face et vaincre tout mal avec certitude

Mon corps est capable de se guérir

J'affronte sereinement toute maladie et je la surmonte à coup sûr

J'ai un esprit combatif infini et une force dont je sais tirer parti

Je suis baigné dans l'amour de guérison de l'univers

Je deviens de plus en plus résistant aux maladies chaque jour

Je fais confiance au pouvoir de mon corps pour lutter contre la maladie

Je guéris toujours très vite

Je suis totalement saturé d'une énergie de guérison positive

Je guéris plus facilement et plus vite que la plupart des gens

J'ai un pouvoir infini de guérison en moi

J'ai une foi totale dans ma capacité à nettoyer et restaurer mon corps

Je me projette dans l'avenir comme un individu en bonne santé

Je ressens un grand soulagement de tous mes symptômes maintenant

Je suis convaincu que ma guérison est proche

Je décide de mon avenir et de ma santé

Je suis en parfaite santé, maintenant et à jamais

J'ai confiance en mon corps pour se guérir

Je suis combatif et j'ai la foi dans mon objectif d'avoir une bonne santé

Je remercie la maladie de ce qu'elle m'enseigne et je la laisse maintenant me quitter

Je suis positif et l'énergie de guérison coule à travers moi

Le pouvoir de guérison de l'Univers est de mon côté

J'entretiens des pensées saines qui me maintiennent en bonne santé

Je suis serein et confiant dans mon corps pour éliminer la maladie

Je suis reconnu comme une personne qui ne tombe jamais malade

J'inonde chaque cellule de mon corps d'une énergie de guérison miraculeuse

J'ai naturellement une forte immunité contre toutes les maladies

Je sens que ma santé s'améliore rapidement

Mon corps et mon esprit sont remis à neuf maintenant

J'ai un sentiment sans cesse croissant de bien-être physique

Je laisse l'amour de l'Univers me nettoyer et me guérir

Je fais confiance à mon corps pour combattre la maladie avec un succès remarquable

Je vaincs cette maladie aussi facilement qu'un rhume

Je permets à mon corps de libérer son plein potentiel de lutte contre tout mal

J'ai une approche courageuse de la maladie qui me permet de la surmonter

Je suis confiant et serein en ma capacité à guérir

J'ai une capacité miraculeusement efficace d'éradiquer la maladie

Une énergie nouvelle et intense parcours mon corps, me purifiant et me guérissant totalement

Je surmonte toute affliction facilement

Je laisse mon corps accomplir des miracles de guérison naturelle

Je renais maintenant à une nouvelle vie de santé, de joie et d'amour

Je sens mon système immunitaire se renforcer chaque jour

J'ai été conçu par l'Univers pour vivre dans la santé et la joie

J'ai un corps qui gagne contre la maladie parce que je le veux

Je deviens encore plus fort en vainquant la maladie

Une lumière purifiante court dans mes veines

Je suis reconnu pour être fort et en bonne santé

J'ai foi dans l'Univers pour faire ce qui est le mieux pour mon corps

J'encourage mon corps à guérir et à se réparer lui-même

Je prends toutes les mesures pour rendre mon corps aussi sain que possible

Toute douleur disparaît à présent et une paix profonde m'envahit

Je suis né pour être naturellement résistant à la maladie

J'ai la capacité de lutter contre la maladie avec mes pensées

J'ai une sensation de plus en plus forte de bien-être

Je surmonte la maladie avec à mes côtés l'ensemble de l'énergie positive de l'Univers

Je suis confiant dans ma capacité à lutter contre la maladie

Je sens mes symptômes qui commencent à s'atténuer en ce moment-même

Je prends soin de moi-même pour que mon corps puisse faire son travail

J'ai une résistance naturelle à la maladie et aux infections

Je suis en mesure de surmonter facilement toute maladie

Je suis conçu pour être en bonne santé, radieux et libre

Je me sens de mieux en mieux, physiquement et mentalement

J'ai confiance en l'Univers et en ses projets pour moi

J'ai guéri de nombreuses maladies dans ma vie, il en est de même cette fois

J'adopte un mode de vie sain qui contribue à mon immunité totale

Je fais face à la maladie avec confiance et courage

Les gens m'admirent pour mon corps et mon esprit sains

J'ai un corps qui guérit plus vite que la plupart des gens

Je choisis de vivre une vie saine

Je suis confiant dans la force de mon corps pour vaincre la maladie

Je suis confiant en mon pouvoir de restaurer et de guérir mon être

Je sais que je suis plus fort que tout mal

J'ai un système immunitaire incroyablement puissant

Je suis l'incarnation de l'énergie de santé et de guérison

J'envoie une énergie positive à mon système immunitaire

Je sais utiliser ma pensée positive pour surmonter la maladie

Je suis en bonne santé et heureux maintenant

Je me réjouis de mon avenir sain et heureux

Je déborde de l'énergie de guérison et je suis en bonne santé

Je suis convaincu que mon corps sait exactement comment combattre la maladie

Je reprends ma vie en main à présent que je suis guéri

Je regarde mon corps se guérir parce que je lui dis de le faire

Je prends toutes les mesures possibles pour lutter contre la maladie avec succès

Je ne connais que la santé car c'est ma vraie nature

L'Univers m'accompagne en tout temps, me guérit et me fortifie

Je vois mon avenir et il est merveilleux

Je laisse l'Univers enseigner à mon corps à se guérir

Je laisse le pouvoir de guérison de l'Univers couler dans mon corps

Je me sens mieux à chaque instant

Je suis capable de récupérer de toute maladie très rapidement

J'ai un système immunitaire étonnant qui peut tout vaincre

J'ai la force de battre toute maladie

Je suis calme face à la menace de la maladie

J'ai des habitudes qui me rendent plus sain chaque jour

J'améliore rapidement ma santé

J'ai un corps qui fait ce que je lui dis de faire

Je suis le maître absolu de ma vie et je décrète la santé parfaite maintenant

Je suis purifié par la lumière de guérison universelle

+

Inspirez-vous de ce qui précède, et rédigez ici *votre affirmation*.

En guise de conclusion

Les affirmations ci-dessus sont très puissantes mais n'oubliez pas que si vous ne vous en servez pas... il ne se passera rien.

Pour obtenir des résultats, il vous faut pratiquer sur une base quotidienne. La répétition est un facteur-clé. Il vous faut transformer vos vieux schémas de pensées pour les remplacer par de nouveaux que *vous* aurez choisi.

Suivez simplement le plan en trois étapes simples que je vous ai présenté en introduction et regardez ce qui se passe.

Vous êtes au bord d'un changement de vie radical, qui vous conduira vers la richesse, le bonheur, la santé, l'épanouissement personnel dans tous les domaines de votre vie et la réalisation de vos rêves les plus chers.

Ne laissez pas votre mental vous bloquer et *pratiquez* sans cesse, au besoin *malgré* le doute et le découragement car

« *L'heure la plus sombre précède toujours l'aube* »

Alors des miracles se produiront dans votre vie.

C'est tout le bonheur que je vous souhaite.

Frank

Merci !

Avant de nous quitter, je veux vous remercier et vous féliciter une nouvelle fois pour avoir pris le temps de lire ce livre.

Si vous avez aimé ce que vous y avez découvert ou si vous voulez témoigner des changements positifs survenus en pratiquant la méthode simple exposée ici, pourriez-vous prendre quelques instants pour laisser une évaluation en ligne ?

Chaque commentaire est précieux et permet aux auteurs de toujours s'améliorer, et aux lecteurs de se repérer dans la multitude de livres existant.

Merci à vous !